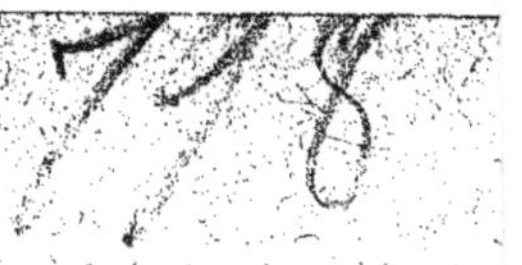

CONTRIBUTION A L'ÉTUDE

DES

MANIFESTATIONS MÉDULLAIRES

DU

RHUMATISME ARTICULAIRE AIGU

PAR

Paul CHEVREAU

Docteur en médecine de la Faculté de Paris,
Ancien externe des hôpitaux de Paris et de la Maternité de Beaujon.

PARIS
G. STEINHEIL, ÉDITEUR
2, RUE CASIMIR-DELAVIGNE, 2

1889

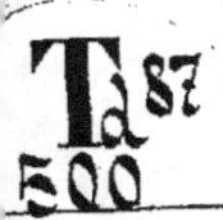

CONTRIBUTION A L'ÉTUDE

DES

MANIFESTATIONS MÉDULLAIRES

DU

RHUMATISME ARTICULAIRE AIGU

IMPRIMERIE LEMALE ET Cie, HAVRE

CONTRIBUTION A L'ÉTUDE

DES

MANIFESTATIONS MÉDULLAIRES

DU

RHUMATISME ARTICULAIRE AIGU

PAR

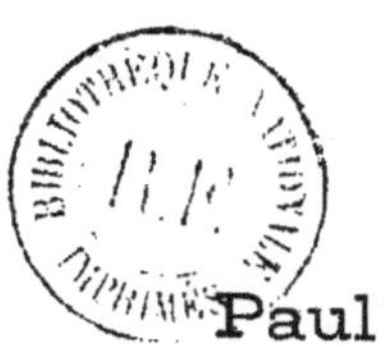

Paul CHEVREAU

Docteur en médecine de la Faculté de Paris,
Ancien externe des hôpitaux de Paris et de la Maternité de Beaujon.

PARIS

G. STEINHEIL, ÉDITEUR

2, RUE CASIMIR-DELAVIGNE, 2

1889

CONTRIBUTION A L'ÉTUDE

DES

MANIFESTATIONS MÉDULLAIRES

DU

RHUMATISME ARTICULAIRE AIGU

AVANT-PROPOS

L'expression de rhumatisme, comme le fait remarquer M. Besnier dans sa monographie classique du Dictionnaire encyclopédique, ne doit sa pérennité qu'au vague de sa signification. Toutefois dans l'ancien chaos des affections dites rhumatismales, on est arrivé de nos jours à distinguer non seulement une grande variété de types cliniques bien limités, mais encore un certain nombre de formes morbides tout à fait différentes par leur essence même, c'est-à-dire par leur cause et leur pathogénie, et n'ayant entre elles que le lien symptomatique de la polyarthrite.

C'est ainsi qu'une distinction irréductible maintient

aujourd'hui séparés le rhumatisme articulaire aigu franc (fièvre rhumatismale, polyarthrite aiguë fébrile), et le rhumatisme chronique avec ses diverses modalités. Il y a là deux maladies, la première de nature probablement infectieuse, la seconde liée à des troubles généraux de la nutrition, subordonnée peut-être dans son apparition à une modification préalable de la moelle ou plus probablement (Pitres et Vaillard) des nerfs périphériques, faisant partie en tout cas de l'ensemble des désordres morbides qui caractérisent la diathèse arthritique.

Outre cette distinction fondamentale, on a dégagé du groupe confus des affections rhumatismales un certain nombre de *faux rhumatismes*. Le nom de M. le professeur Bouchard restera attaché à l'histoire des pseudo-rhumatismes infectieux, comme celui de M. le professeur Charcot à celui des arthropathies nerveuses.

De tels progrès dans la nosographie des affections qualifiées autrefois de rhumatismales entraîne nécessairement la revision des faits qui ont servi jusqu'à présent à décrire les localisations rares et aberrantes du rhumatisme. C'est ainsi que si, au point de vue qui nous occupe, on examine les observations de rhumatisme spinal, on y trouve :

1° Des cas de myélite aiguë, survenus à l'occasion du froid, et baptisés en conséquence du nom de myélites rhumatismales.

2° Des méningo-myélites suppurées, consécutives à des pseudo-rhumatismes infectieux, ou contemporaines de polyarthrites qui relevaient comme elles d'une même invasion de l'organisme par les microbes du pus.

3° Des scléroses médullaires ou des myélites centrales aiguës avec troubles trophiques articulaires.

4° De simples faits d'irritation spinale chez des rhumatisants chroniques ou chez des sujets arthritiques.

5° Enfin, de véritables observations de rhumatisme articulaire aigu avec détermination médullaire. Les troubles spinaux y présentent les caractères typiques du rhumatisme, la brusquerie, la mobilité; ils coexistent avec des arthropathies, des congestions pulmonaires, des pleurésies également mobiles et passagères, avec des sueurs profuses, une anémie spéciale, des cardiopathies. C'est à cet ordre de faits qu'il convient, dans l'état actuel de la science, de réserver la dénomination de *rhumatisme spinal.*

Une observation que nous avons recueillie en 1885 dans le service de notre cher maître, M. Lancereaux, nous permet d'apporter une modeste contribution à l'étude encore incomplète de cette localisation rare de la fièvre rhumatismale. Elle a trait à un jeune malade qui succomba à un rhumatisme aigu grave, à déterminations multiples ; une paraplégie marqua le début de l'affection, et s'accompagna par la suite de la formation de plusieurs eschares. Nous devons à l'obligeance de M. le Dr Besançon, alors interne du service, le complément nécroscopique de l'observation et l'examen histologique de la moelle.

Avant de poursuivre notre sujet, nous devons exprimer ici nos sentiments de gratitude envers nos maîtres pour la bienveillance dont ils nous ont honoré et pour les excellentes leçons que nous avons puisées à leur enseignement.

Que M. le professeur Trélat, que notre excellent maître M. Lancereaux, que MM. les Drs Ribemont-Dessaignes, Polaillon et Tillaux reçoivent l'hommage de notre attachement et de notre reconnaissance.

Nous prions enfin M. le professeur Proust d'agréer nos remerciements pour l'honneur qu'il nous a fait en acceptant la présidence de cette thèse.

CHAPITRE PREMIER

HISTORIQUE

On sait quel rôle les anciens faisaient jouer au froid dans l'étiologie des maladies. Les influences physiques extérieures, qu'on n'invoque plus guère aujourd'hui qu'à titre de notion causale occasionnelle, avaient pour les anciens médecins une influence déterminante dans la production des désordres pathologiques, et comme l'on confondait assez généralement les affections *a frigore* avec les affections rhumatismales, il n'y a rien d'étonnant à ce qu'une foule de paralysies et de phénomènes nerveux divers portent dans les anciens écrits l'étiquette du rhumatisme. Aussi a-t-on pu faire remonter à Frank et à Arrighi l'historique du rhumatisme spinal.

Au début même de notre siècle, les relations du rhumatisme avec les myélopathies paraissent soupçonnées par les auteurs. Mais elles sont exprimées en termes vagues, et le défaut de précision de leur langage s'explique par la double ignorance où l'on était alors de la pathologie de la moelle et de la multiplicité des affections désignées sous l'appellation univoque de rhumatisme.

Andral professait que certaines formes de lumbago sont dues au rhumatisme des enveloppes de la moelle. C'est de l'hypothèse pure.

Bouillaud, à qui l'on doit la tant précieuse notion des rapports du rhumatisme aigu avec les cardiopathies, connaissait la prédilection du rhumatisme pour les tissus séreux. Il admettait que l'arachnoïde spinale n'était pas à l'abri de la fluxion rhumatismale, et l'on trouve dans ses écrits la description ébauchée, d'après deux observations, d'un *tétanos rhumatismal.*

Ollivier, d'Angers, affirme la fréquence des myélites chez les anciens rhumatisants. Les auteurs anglais, Copland, Hutchinson, et plus tard Graves décrivent les perturbations médullaires liées à la chorée et à la goutte.

Mais la première indication nette du rhumatisme spinal, exprimée sous forme d'observation incontestable, nous la trouvons dans le traité de pathologie de Grisolle. « J'ai observé, dit cet auteur, en 1857, une paraplégie aussi complète que possible accompagnée de rétention d'urine chez un homme athlétique pour avoir couché pendant quelques semaines dans un lieu très humide, et qui fut remplacée par un rhumatisme subaigu musculaire et articulaire ». Grisolle cite en outre un autre fait personnel, ayant trait à une jeune fille chez laquelle l'attaque articulaire s'accompagna de paralysies mobiles.

Les thèses de Jasseron (1862), de Roussel (1864), de Hantraye (1865), soutenues devant la Faculté de Paris, ne renferment aucun document positif.

Trousseau, dans ses cliniques de l'Hôtel-Dieu, consacre une importante leçon au rhumatisme cérébral. Il ne fait allusion qu'incidemment aux accidents spinaux analogues qui peuvent faire cortège à la polyarthrite fébrile, et seulement à propos des chorées aiguës qui éclatent parfois dans le cours du rhumatisme. Il cite cependant le cas d'une jeune fille qui entra à l'hôpital avec une fièvre véhémente, une rachialgie intense, comme celle des prodromes de la variole, et de la paraplégie. Pendant trois jours, on attend l'éruption varioleuse ; le quatrième jour, à la suite d'une application de ventouses, la paralysie cesse, et est bientôt remplacée par des arthrites. Voilà un fait bien frappant de rhumatisme spinal, et un exemple incontestable. Plus loin, Trousseau parle d'une malade qui « commença par avoir un rhumatisme articulaire aigu qui intéressa les poignets, puis quitta ces articulations pour envahir la tête et produire de la stupeur qui dura un ou deux jours. De là ce rhumatisme passa à la moelle et détermina la paraplégie ». Et c'est ainsi, ajoute Trousseau, que, quatre mois durant, cette femme fut en proie à des accidents mobiles, allant soudainement d'un organe à l'autre, du cerveau à la moelle, et de celle-ci à un point de la périphérie. On trouve enfin dans la clinique de Trousseau la fameuse observation de son infirmière, que nous reproduisons plus loin.

Le professeur Jaccoud, dans son traité des paraplégies et de l'ataxie du mouvement, rapporte un cas de paraplégie dans un rhumatisme terminé par la mort. L'autopsie montra un ramollissement étendu de la moelle.

La thèse de Ch. Fernet (1865) contient la relation d'un fait intéressant, dans lequel une paraplégie subite et complète, sans douleurs dans les lombes ni dans les membres, disparut au bout de huit jours pour être remplacée par un rhumatisme articulaire généralisé.

Dans sa thèse d'agrégation (1866), B. Ball parle du rhumatisme spinal, pour admettre sa réalité, mais sans s'y appesantir.

Ollivier et Ranvier signalent l'*abolition des réflexes* dans le rhumatisme cérébral. Léonardi (Thèse de Paris, 1868), rapporte une observation intéressante de rhumatisme à manifestations multiples, s'étant accompagné d'une paraplégie, et terminé par la mort. Hallez, dans sa thèse de 1870, insiste particulièrement sur la précocité des phénomènes médullaires qui peuvent précéder la localisation articulaire et pendant quelque temps être même la seule manifestation de la maladie.

Les thèses de Picot (1872), de Durand (1873), n'apportent aucun élément nouveau à la question. Le travail de Mora, au contraire (1876), entrepris sous l'inspiration du regretté professeur Lasègue, contient de bonnes observations, et un classement méthodique des troubles spéciaux du rhumatisme spinal.

Depuis le mémoire de Mora, nous ne trouvons à signaler que la discussion de la Société médicale des hôpitaux (1878), soulevée par une communication de M. Vallin, et la thèse d'agrégation de M. Landouzy (Des paralysies dans les maladies aiguës, 1880), qui renferme un chapitre remarquablement écrit sur le sujet qui nous occupe.

Quelques observations éparses dans les recueils (Vecchietti, Lafargue, Knœvagel), sont contestables ou sans intérêt.

Trois noms se dégagent dans cet historique, ceux de Grisolle, Trousseau et Lasègue.

CHAPITRE II

ÉTUDE CLINIQUE

La fréquence des manifestations médullaires du rhumatisme est infiniment moindre que celle du rhumatisme cérébral. Il serait difficile de trouver dans la science plus de vingt cas incontestables de fièvre rhumatismale avec phénomènes paraplégiques. Ce n'est pas que les troubles de la motilité soient rares au cours du rhumatisme ; mais dans l'immense majorité des cas ils reconnaissent une tout autre cause qu'une détermination primitive de la fluxion rhumatismale sur le névraxe.

« Il n'est pas très rare, dit M. Landouzy, de voir dans le cours ou à la suite d'un rhumatisme articulaire aigu, les malades perdre une partie de leurs facultés motrices, présenter des paralysies plus ou moins étendues et parfois tenaces. De nombreuses observations en font foi; mais si nous analysons les faits cliniques, si nous en recherchons le mécanisme, le procédé instrumental, nous voyons que les réunir dans une seule classe serait absolument illogique et forcé. Bien des distinctions sont à faire, distinctions à la fois pathogéniques et cliniques, et ce n'est qu'après une série d'éliminations successives que nous pourrons nous faire une idée claire des paralysies dans le rhumatisme articulaire aigu. »

Les rhumatisants aigus sont souvent de faux paralytiques. Au premier aspect, ils semblent complètement privés de la motilité d'un membre. Et si on leur prescrit de soulever une jambe, par exemple, le mouvement indiqué ne s'exécute pas. Mais ce mouvement, ils l'évitent, pour s'épargner une souffrance, et ne point brusquer leurs jointures malades. S'il le fallait, par un effort de volonté, ils pourraient contracter leurs muscles et faire des mouvements.

Il y a là toute une classe de pseudo-paralysies, de fausses paraplégies surtout qu'il importe de ne pas confondre avec les vraies paraplégies conditionnées par une perturbation de l'innervation centrale.

A côté des faux paralytiques par douleur, il y a les atrophiques et les affaiblis. Dans la convalescence d'un rhumatisme, surtout quand une détermination tenace s'est installée sur une jointure et a longuement immobilisé le membre, les muscles para-articulaires subissent des troubles de nutrition qui aboutissent souvent à une dégradation des fibres et à une émaciation considérable du muscle. Cette amyotrophie est souvent masquée par de l'adipose sous-cutanée. De tels malades perdent l'usage de leur membre, et ils ne sont pas davantage paralytiques que les malades qui, au cours d'une atrophie musculaire progressive, ne peuvent élever les bras par suite de la disparition fonctionnelle de leur deltoïde.

L'observation rapportée par M. Landouzy, comme exemple de paralysie rhumatismale, ressortit à cet ordre de faits. On peut en juger par son titre : rhumatisme articulaire aigu chez un blennorrhagique. Paralysie du deltoïde gauche et des muscles de l'avant-bras consécutive à l'arthrite scapulo-humérale. Guérison rapide par les courants faradiques.

Aussi bien, ces pseudo-paralysies atrophiques sont plus fréquentes à la suite des arthropathies infectieuses qu'après le rhumatisme franc.

Enfin, il est toute une catégorie de paralysies, qui apparaissent dans le cours du rhumatisme, et auxquelles la dénomination de paralysies rhumatismales doit être efusée. Ce sont les monoplégies et les hémiplégies emboliques. Le rhumatisme n'a pas porté son action directe, dans ces cas, sur les centres nerveux. Il s'est fait une obstruction mécanique d'une artère par une végétation détachée de la mitrale enflammée, et l'atteinte que subit la substance nerveuse n'a rien de spécifique, mais consiste uniquement dans l'ischémie banale ou le ramollissement par défaut de l'apport sanguin normal.

On voit à quel point il faut être circonspect avant d'accorder le titre de rhumatismale à une paralysie survenue au cours du rhumatisme, même du rhumatisme articulaire aigu le plus légitime.

Avant de tracer les caractères qui appartiennent aux myélopathies rhumatismales, et d'en distinguer les variétés, il convient que nous donnions d'abord la relation du fait qui nous a fourni le point de départ de cette étude.

Observation I (personnelle)

Rhumatisme articulaire aigu grave à détermination spinale primitive. — Début par une paraplégie. — Polyarthrite fébrile, pâleur rhumatismale, sueurs, angine. — Endo-péricardite. — Congestion pulmonaire active, pleurésie avec épanchement passager. — Délire, amendement des symptômes articulaires.—Eschare fessière,œdème des jambes, eschares aux talons.—Mort.— Autopsie.— Examen de la moelle.

Le nommé Pujolas (Charles), âgé de 24 ans, garçon de café, entre le 23 juin 1885, à l'hôpital de la Pitié, salle Piorry, n° 30, dans le service de M. le Dr Lancereaux.

Ce malade vient du service de M. Audhoui dont la salle vient d'être évacuée. Il fait remonter le début de sa maladie à deux mois et demi environ. Il commença, dit-il, à sentir dans l'aine du côté gauche une raideur qui le gênait pour monter les escaliers. Bientôt ses membres inférieurs perdirent leur souplesse, et il sentit dans les mollets de vagues douleurs pongitives. Il n'a jamais eu de douleurs en éclairs; mais il ne tarda pas à remarquer une manière d'être spéciale de sa sensibilité plantaire. Il lui semblait qu'il y avait un espace entre son pied et le sol ; il ne pouvait plus distinguer par le contact seul s'il marchait sur le plancher ou sur le pavé.

Bientôt ses jambes faiblirent. Il était forcé de s'aider des mains pour gravir les escaliers.

Quand il est entré dans le service de M. Audhoui, remplacé par M. Brissaud, les choses en étaient à ce point. On constata les signes d'une paraplégie incomplète avec exagération du réflexe patellaire et trépidation spinale. La sensibilité des membres inférieurs étaient obtuse.

M. Brissaud, qui a bien voulu nous communiquer ces derniers détails, pensa à une compression de la moelle ou à une hématomyélie. On prescrivit sans résultat de l'iodure et du bromure de potassium.

État à l'entrée, 24 juin. Garçon solidement bâti ; aspect scrofuleux. Lèvre supérieure épaisse. Écoulements d'oreille dans l'enfance. Pas d'autres maladies antérieures, si ce n'est une bronchite, il y a deux ans.

Père tué pendant la guerre. Mère et sœur bien portantes.

Nous constatons également chez le malade les signes d'une paraplégie incomplète. Il peut encore marcher, mais il se traîne péniblement, en piétinant sur les talons, mais sans lancer les jambes. Absence du signe de Romberg. Il détache difficilement les talons du plan du lit et peut à peine ébaucher le mouvement de flexion des genoux.

La sensibilité au toucher, à la douleur, à la température nous paraît intacte, contrairement à ce qui a été observé quelques jours auparavant par M. Brissaud. La trépidation épileptoïde par redressement des orteils a également disparu. Le réflexe rotulien est exagéré. Les sphincters fonctionnent normalement, bien que le malade soit très constipé.

Il ne se plaint d'aucune douleur. Rien aux membres supérieurs. L'examen clinique de ses viscères donne des résultats puremant négatifs. Rien au cœur, rien au poumon. Pas de modifications quantitatives ou qualitatives des urines.

L'appétit est presque nul, la langue un peu blanchâtre. Le malade a un peu de fièvre (38°,2).

Le 27. Même état.

Le 29. Aujourd'hui et hier, vives douleurs dans les membres inférieurs. La paraplégie est devenue presque complète. Ses jambes lui semblent « lourdes comme du plomb ». Il est forcé de les soulever avec les mains pour les changer de place. Le seul mouvement spontané qu'il puisse encore exécuter c'est de remuer légèrement les orteils. Hyperalgésie cutanée des membres inférieurs.

Ventouses sèches et scarifiées le long de la colonne vertébrale.

1er juillet. Les douleurs se sont nettement précisées au niveau des jointures. Les poignets, les coudes, les épaules, les genoux, les cous-de-pied sont pris. Hydarthrose des genoux ; fluctuation au niveau des tendons extenseurs du pied, au devant de l'article tibio-tarsienne. Léger œdème rétro-malléolaire.

Faciès très pâle ; sueurs très abondantes.

Rien au cœur dont les battements sont nets et bien frappés.

Rien dans l'urine.

Difficulté de la déglutition. Rougeur diffuse des amygdales et du pharynx. T. 38°,8. P. 116.

Cinq grammes de salicylate de soude.

Le 2. Même état, 6 gr. de salicylate. Eau de Sedlitz.

Le 3. Délire calme toute la nuit dernière. Douleurs articulaires moins vives ; persistance du gonflement. Battements cardiaques tumultueux, irréguliers, sourds, éloignés. Léger frottement péricardique à la base. La région précordiale est le siège d'une vive sensibilité à la pression. Vésicatoire à ce niveau. Continuation du salicylate de soude.

Le 4. Le malade a déliré toute la nuit. Il continue actuellement à divaguer. « On l'a mis coucher dehors ; il s'est cassé les jambes ». Les jointures semblent réellement moins douloureuses. Impotence fonctionnelle absolue des membres inférieurs. Légère douleur au niveau du rachis à la pression des vertèbres.

Rien de nouveau du côté du cœur. Pas d'albumine.

Météorisme assez considérable. Pâleur extrême, sueurs très abondantes. T. 39°. P. 110. Même traitement.

Le 5. Délire intermittent, toujours calme et monotone.

L'œdème rétro-malléolaire a envahi toute la jambe gauche et remonte jusqu'au genou, qui est le siège d'un épanchement abondant. Météorisme. Sueurs.

Suppression du salicylate. 1 gr. 50 de sulfate de quinine. Charbon de Belloc à l'intérieur.

Le 6. Apparition d'une vive rougeur à droite du sillon fessier.

Le 7. L'eschare est formée. Elle n'est ni franchement sacrée ni franchement fessière. Elle siège à la partie supérieure et interne de la fesse droite, empiétant sur le sillon interfessier.

Délire, carphologie.

Les jointures semblent moins tuméfiées et moins douloureuses.

Sulfate de quinine. Extrait thébaïque, 0,10 centigr.

Du 8 au 9. Même état. L'œdème a envahi la jambe droite.

Le 10. Amélioration très nette. Cessation du délire. Le malade se sent mieux. Les battements cardiaques se sont régularisés, et ont recouvré leur énergie. Pas de souffles valvulaires. Persistance du bruit de frottement à la base.

Le météorisme est toujours considérable. L'eschare fessière gagne en étendue et en profondeur.

Le 11. Rien de nouveau.

Le 12. Congestion pulmonaire aiguë se traduisant par de l'oppression, une expectoration gommeuse et rosée, de la toux, des râles sous-crépitants fins dans toute l'étendue des deux poumons ; quelques râles sibilants en haut.

Suppression de la quinine. Kermès minéral, 0,10 centigr.

Le 13. Ecchymose noirâtre au talon gauche. L'eschare fessière a augmenté d'étendue.

Les douleurs articulaires ont partout disparu, sauf aux épaules. On peut sans provoquer de souffrance imprimer de brusques mouvements aux autres articulations. Elles restent pourtant gonflées. Les genoux en particulier sont le siège d'une hydarthrose relativement abondante. Persistance du météorisme et de l'œdème des jambes.

Plus de délire.

La congestion pulmonaire a diminué, et est remplacée par un épanchement pleurétique droit.

Le 14. Sueurs très abondantes. Dyspnée. 60 respirations. Épanchement considérable dans la plèvre droite. Frottement de péricardite à la base. Dysphagie, symptomatique sans doute de la péricardite. Le malade se plaint très vivement dès qu'il avale une gorgée de liquide.

Pouls 120, T. 38°,5.

Impotence fonctionnelle absolue des deux membres inférieurs.

Impossibilité de détacher les talons du lit. Le pied droit peut encore exécuter quelques légers mouvements d'extension et de flexion des orteils. Le pied gauche retombe flasque en varus équin.

Le 15. Diminution très évidente de l'épanchement pleural. Le météorisme a augmenté. L'état général s'aggrave.

Du 16 au 17. Même état.

Le 18. Somnolence. Délire calme subcontinu. Lèvres décolorées, fuligineuses. Langue sèche et rouge. Congestion pulmonaire bilatérale. Encore un peu d'épanchement à droite.

Même état des articulations. Liquide dans les genoux. Les épaules seules restent douloureuses.

Pas d'albumine.

Du 19 au 20. Même état de prostration et de subdelirium. Apparition d'une nouvelle eschare sur le côté externe de la jambe gauche.

Battements cardiaques rapides, sans bruits adventices. Pouls petit.

Diarrhée. Les extrémités se refroidissent.

Mort dans la nuit.

Autopsie. — Pas de liquide dans le péritoine. Un demi litre de liquide citrin dans la plèvre droite, qui paraît à peine plus opalescente mais est doublée çà et là de quelques fausses membranes très molles et récentes, un verre dans la plèvre gauche.

Pas de liquide dans le péricarde dont les deux feuillets sont presque partout accolés par un exsudat fibrineux assez consistant. Quand on essaie d'énucléer le cœur de son enveloppe péricardique, aspect classique de la tartine de beurre. Le *cœur* est volumineux, les oreillettes distendues ne contiennent que des caillots cruoriques.

Le ventricule droit est légèrement dilaté. Le ventricule gauche est déjà manifestement hypertrophié. La paroi myocardique à son niveau mesure dix-sept millimètres d'épaisseur. Le myocarde est pâle. Série de petites végétations disposées sous forme d'une guirlande régulière et continue, sur le bord libre de la face auriculaire de la valvule mitrale. Très peu de dépôts fibrineux à leur surface.

Quelques végétations sur les sigmoïdes aortiques ; quelques-unes, mais rares et très petites, sur le bord libre de la tricuspide. Rien sur les valvules de l'artère pulmonaire.

Les *poumons* paraissent sains ; ils ne sont que légèrement congestionnés.

Le *foie et les reins* sont simplement congestionnés, un peu volumineux, sans présenter l'apparence de dégénérescence graisseuse habituellement liée aux processus infectieux. Pas d'infarctus rénaux.

La *rate*, augmentée de volume, présente un gros infarctus à sa partie supérieure.

Le *tube digestif*, le *pancréas* ont l'apparence normale.

Les deux articulations des genoux ont été ouvertes. Elles contiennent une assez grande quantité de sérosité légèrement trouble. La synoviale ne paraît pas très injectée.

Au microscope, cette sérosité a montré une grande quantité de cellules lymphatiques et quelques grosses cellules endothéliales tuméfiées, un très petit nombre de globules rouges.

Le *cerveau* est ferme, les circonvolutions tassées. Un peu de piqueté cérébral, très peu. Méninges cérébrales d'apparence sensiblement normale. Sinus de la dure-mère gorgés de sang.

Les *méninges spinales* externes n'offrent rien de particulier.

La pie-mère spinale, légèrement injectée à partir de la région dorsale jusqu'à son extrémité inférieure d'un certain nombre de plaques rouge vermillon de dimensions variables.

Le liquide arachnoïdien n'est pas trouble.

La *moelle* est d'apparence normale ; elle paraît un peu plus consistante, et de couleur plus rosée au niveau du renflement lombaire.

Examen histologique. — Durcissement dans le bibromate additionné de sulfate de cuivre. Coloration au carmin d'alun. Les coupes ont porté au niveau du renflement lombaire.

Intégrité parfaite des tubes et des cellules nerveuses.

Légères dilatations vasculaires.

Çà et là quelques amas de globules rouges dans les gaines

vasculaires. Quelques rares cellules migratrices dans les gaines ou en dehors.

Somme toute, minimum de lésions, simple congestion spinale. Pas trace de corps granuleux.

Des fragments de végétation endocardique écrasés à l'état frais entre deux lamelles, desséchés, colorés au violet 6 B, et examinés avec l'obj. 12 à immersion de Verick, après action successive de l'alcool, de l'essence d'origan, et du baume, ne nous ont fait voir aucune des formes parasitaires qu'il est commun de rencontrer dans les endocardites végétantes infectieuses.

Les nerfs périphériques, notamment au voisinage des eschares, n'ont pas été examinés.

Il est fort incommode, sinon tout à fait impossible, de tracer un tableau clinique d'ensemble du rhumatisme spinal.

« De même que les accidents cérébraux, dit M. Homolle, les troubles de l'innervation myélique n'ont pas de caractères cliniques qui leur soient propres ; ils ressemblent dans bien des cas aux phénomènes de congestion myélo-méningée qui se montrent au début de la variole ou plus rarement de la fièvre typhoïde. Si l'on voulait restreindre le rhumatisme spinal aux cas dans lesquels les accidents sont tout à fait prédominants, représentent une nouvelle manière d'être de la maladie et constituent dans son évolution un acte morbide et un épisode distinct, les observations seraient en très petit nombre. Si au contraire on tient compte des manifestations légères on reconnaîtra que les localisations spinales du rhumatisme articulaire aigu sont loin d'être rares. »

Aussi a-t-on été conduit à distinguer un certain nombre de formes ou plutôt de types cliniques, pour faciliter le classement des observations. On pourrait penser à prendre pour base de cette distinction la nature même des symptômes médullaires, et à décrire par exemple une *forme douloureuse ou hyperesthésique*, une *forme convulsive ou tétanique*, et une *forme paraplégique* du rhumatisme spinal.

Notre observation, celle du professeur Brouardel que nous rapportons plus loin seraient des exemples très légitimes de cette dernière forme paralytique, et nous trouverions facilement (observations de Besnier) des exemples authentiques de la forme hyperesthésique. Mais en revanche, les observations de convulsions et de contractures rhumatismales, celles surtout de tétanos rhumatismal, pour user de l'expression de Bouillaud, nous semblent plus sujettes à contestation. Car la plupart ont trait à des malades de constitution arthritique, ou à d'anciens rhumatisants, et non à des sujets actuellement porteurs d'une polyarthrite douloureuse. La seconde observation de M. Vallin (Soc. méd. des hôp., 1878) est cependant suffisamment démonstrative. Chez le malade qui en fait l'objet, l'affection débuta par de l'opisthotonos pour se continuer par les accidents ordinaires du rhumatisme aigu.

Ce classement des faits en trois formes distinctes que nous proposons plus haut, a encore ce défaut d'être uniquement basé sur la prédominance de certains phénomènes, mais non à l'exclusion des autres. Dans quelques cas en effet on peut voir les phénomènes douloureux, convulsifs et parétiques se partager à peu près la scène morbide ; et de tels faits échapperaient à la catégorisation.

La distinction des trois formes *bénigne*, *moyenne* et *grave* admise par les auteurs depuis la thèse de Mora, ne va pas non plus sans quelques inconvénients. Toutes les observations de la forme grave publiées jusqu'à présent, sont en effet très contestables. Notre fait personnel a l'avantage de combler cette lacune.

La *forme bénigne* du rhumatisme spinal est de beaucoup la plus fréquente. Elle a été particulièrement bien étudiée par Besnier, d'après ses observations personnelles, dans l'article du Dictionnaire encyclopédique. Elle se caractérise par une rachialgie assez vive, qu'exagère la pression exercée en certains points de la crête des apophyses épineuses, notamment au niveau de la région dorso-lombaire. Parfois ce ne sont pas les vertèbres elles-mêmes dont la pression éveille la souffrance, mais les masses musculaires voisines. Il y a une sorte de lumbago symptomatique bien différent du lumbago musculaire ordinaire par la coïncidence de deux autres phénomènes : les élancements douloureux dans les membres inférieurs, et un certain degré de paraplégie. Les réflexes sont légèrement exagérés. La vessie est ordinairement paresseuse, sans qu'il y ait rétention d'urine complète. La constipation est habituelle.

Tous ces accidents ne se montrent en général qu'après l'installation du rhumatisme sur les jointures. Quand ils sont précoces et apparaissent avant que le rhumatime ait pris possession des articulations, il s'accompagnent souvent, suivant Besnier, de légères contractures des extrémités.

Nous trouvons dans une thèse récente (1) un exemple nouveau de cette forme légère du rhumatisme spinal. On remarquera que dans ce fait les manifestations médullaires ont précédé les arthropathies. Les contractures des extrémités n'ont pas été constatées, et l'auteur ne fait pas mention de l'état des réflexes.

Observation II

Chéron. *Loc. cit.*

Le nommé X...., âgé de 17 ans, chapelier, entré le 4 août 1884, salle Parrot, lit n° 13, service de M. le Dr Du Castel.

Variole en 1870. Fièvre typhoïde il y a 4 ans.

N'a pas connu ses parents.

Depuis le 1er août, vives douleurs de reins. Point de côté droit. Pas d'épistaxis. Perte d'appétit, langue blanche et étalée, pas de taches, douleurs dans le ventre, diarrhée très intense. Vomissements.

Douleurs à la pression tout le long de la colonne vertébrale sauf dans la région cervicale. Très vives douleurs dans la région lombaire. Grande gêne de la marche. Pas de douleurs articulaires, pas de mal de tête.

Rien aux poumons. Rien au cœur.

Ventouses. Diète lactée. — 4 s. 40°,5. — 5 m. 40°,4.

Urines très albumineuses, pas de sucre.

Le 6. Souffre moins des reins.

Cœur : léger souffle au premier temps et à la pointe. Souffle très net au deuxième temps et à la base.

Douleurs aux doigts et aux poignets ; aux chevilles et aux pieds. Gonflement des mains.

Sueurs abondantes. Anémie rapide. Diarrhée. Bismuth.

(1) Chéron. De l'albuminurie dans le rhumatisme articulaire aigu. Paris, 1885.

Le 7. Souffle au premier temps et à la pointe accentué. Au deuxième temps et à la base, souffle très fort. Plus de diarrhée. 6 gr. bicarbonate de soude. 40°,2. U. jumenteuses, q. 750cc. Alb., 6 gr. par litre.

Le 8. Souffre beaucoup moins. Beaucoup moins d'albumine (4,50 par litre). Toujours température au delà de 40°.

Le 9. Le maximum de souffle de la base est nettement à gauche du sternum.

U. 700cc, très chargées d'urates. Peu d'albumine.

Le 10. T. m. 40°,1 ; s. 39°,8 (R.). Il n'y a plus trace d'albumine dans l'urine.

La convalescence est lente, et le malade sort à la fin d'août conservant son affection cardiaque, mais sans albuminurie.

Le type de la *forme moyenne* se trouve réalisé par la première observation de Vallin, qu'on peut résumer ainsi : un homme, dans la force de l'âge, ancien rhumatisant, se réveille un matin paraplégique ; quelque jours après, des arthropathies apparaissaient, et les membres inférieurs recouvraient la motilité, ainsi que le bras droit qui s'était également paralysé.

Dans cette forme, en effet, qui correspond à peu près à notre forme paralytique, les accidents spéciaux éclatent habituellement d'emblée, et d'une façon assez dramatique. La paraplégie préarthropathique s'accompagne parfois, mais assez rarement de paralysies du membre supérieur. La vessie et le rectum sont ordinairement inertes.

La rachialgie et les symptômes d'irritation radiculaire sont contingents. Ils n'existaient pas dans l'observation de Vallin, ni dans celle de Brouardel que nous rapportons plus loin, ni dans une observation de Piedvache citée par Ch. Fernet. Ils étaient au contraire très exagérés chez la jeune fille de Trousseau et chez un malade de Lasègue.

La fièvre est ordinairement assez vive. La terminaison heureuse est constante.

Voici, comme exemple de cette forme, l'observation résumée de Brouardel telle que la présente Landouzy, et un fait de Mora recueilli dans le service de Lasègue.

Observation III

Brouardel. *In* Th. Landouzy.

Une jeune fille de 20 ans, cuisinière, est exposée brusquement à un courant d'air froid, alors qu'elle se trouvait devant ses fourneaux et toute baignée de sueur : elle veut se lever un moment après et ne peut y parvenir ; elle était paraplégique. On la transporte à l'hôpital, où, le lendemain matin, on constate qu'à sa paralysie des membres inférieurs est venu s'ajouter un rhumatisme articulaire aigu occupant les articulations des genoux et des pieds et, avec une moins grande intensité, les coudes et les poignets. En dix jours, tout était terminé, paraplégie et rhumatisme.

Observation IV

Lasègue. *In* Th. Mora.

Le 15 novembre 1875 entrait à la salle St-Paul, n° 12, le nommé C.., âgé de 26 ans, bijoutier. On ne trouve rien de particulier à noter dans ses antécédents héréditaires. Quant à lui il n'avait jamais été malade jusqu'à l'âge de 24 ans ; c'est à cette époque (1873) qu'il fut atteint d'un rhumatisme articulaire aigu qui dura trois mois ; d'après ses renseignements il n'y eut pas alors de complication du côté du cœur.

Il y a trois mois, c'est-à-dire en août 1875, il eut une nouvelle atteinte de rhumatisme; toutes les articulations furent prises successivement, mais avec beaucoup moins d'intensité que la première fois; c'est seulement alors qu'il commençait à entrer en convalescence, qu'il éprouva de la suffocation, de la dyspnée qui nécessita l'application réitérée de vésicatoires à la région précordiale.

Le 13. Dans une de ses premières sorties il lui sembla qu'il prenait froid, mais il n'eut pas de frisson. Il rentra chez lui, s'alita, sans éprouver de douleurs, mais il eut de l'insomnie, et le lendemain quand il voulut se lever, il s'aperçut que ses membres du côté droit étaient paralysés et que les masses musculaires de ces membres étaient très douloureuses à la pression. Les articulations étaient indolores, et les mouvements de flexion et d'extension que l'on produisait ne déterminaient aucune douleur. De lui-même il ne pouvait exécuter aucun mouvement, surtout à droite.

Le 15. Il entrait à l'hôpital, et on le trouvait dans l'état suivant : la face est pâle, les pommettes et les lèvres sont bleuâtres, dyspnée considérable. Les deux jambes présentent aujourd'hui absolument les mêmes phénomènes que précédemment ; seul le bras droit a recouvré sa motilité; on détermine une douleur très vive quand on exerce une pression sur les masses musculaires. Le chatouillement de la plante du pied montre que les actions réflexes sont exagérées, on les constate aussi très nettement à la région antérieure de la cuisse. Il y a une paralysie incomplète, car le malade fléchit la jambe gauche, mais il ne peut l'allonger une fois fléchie, et il ne peut détacher le talon gauche du plan du lit. A droite, il peut fléchir la jambe et l'allonger légèrement, et peut aussi soulever le talon de quelques centimètres au-dessus du lit. La miction est difficile et douloureuse, l'urine sans être augmentée en quantité est très sanguinolente et présente une teinte rose foncé, elle donne un précipité albumineux très abondant.

Les articulations des membres inférieurs sont indolores, mais elles contiennent cependant un léger épanchement de liquide. Au cœur, on constate un bruit de souffle au premier temps à la pointe, caractérisant une insuffisance très nette de la valvule mitrale.

Le 17. Pas de changement dans l'état des membres inférieurs. Mais les articulations de l'épaule et du coude sont le siège de douleurs qui se révèlent seulement à la pression ou quand le malade veut exécuter des mouvements.

Du côté gauche de la poitrine, en arrière, on constate un épanchement pleurétique assez notable, lequel s'accompagne d'un mouvement fébrile assez marqué, 110 puls. 38°,4 (temp. prise le soir) ; persistance de la gêne dans la miction et de l'hématurie.

Le 18. Les phénomènes observés hier dans les membres inférieurs sont aujourd'hui exagérés ; à gauche, le malade peut à peine exécuter quelques mouvements légers des orteils ; à droite, la paralysie est moins accentuée, car il peut fléchir la jambe ; mais il lui est impossible de l'allonger : de même il ne peut lever le talon au-dessus du lit. Dans les articulations des genoux on trouve toujours un épanchement modéré, mais cependant il n'y a pas de douleur à ce niveau, 110 puls., 37°,8.

Le 19. Les membres inférieurs commencent à se mouvoir, mais en même temps le malade a été pris de douleurs rhumatismales très vives dans les genoux, et l'épanchement y est beaucoup plus abondant qu'hier.

Le 22. Les divers symptômes de paraplégie disparaissent graduellement.

L'histoire de la *forme grave* du rhumatisme spinal, si l'on met de côté les observations contestables et ne se rapportant pas au rhumatisme aigu vrai, mais au pseudo-rhumatisme, devrait être basée entièrement sur les deux observations déjà anciennes de Leonardi et de Jaccoud, et sur notre fait personnel. Pour ne nous attacher qu'à ce dernier, nous ferons remarquer

1° Que la paralysie des membres inférieurs a été le

phénomène initial, et a précédé d'assez loin l'apparition des arthropathies.

2° Que cette paralysie d'abord incomplète s'est transformée graduellement en une paralysie absolue avec *formation d'eschares,* comme dans les myélites aiguës.

3° Que les phénomènes douloureux et convulsifs ont fait presque entièrement défaut.

4° Que la localisation spinale paraît avoir été commandée par la gravité même des rhumatismes, qui a porté son action sur la plupart des appareils, et déterminé simultanément ou alternativement une pleurésie, une endo-péricardite, une congestion pulmonaire aiguë, du délire, et enfin de la polyarthrite.

Il est très remarquable de noter que, contrairement à ce qu'avaient constaté MM. Ollivier et Ranvier dans le rhumatisme cérébral, il existait chez notre malade une exagération manifeste de la réflectivité médullaire. M. le Dr Brissaud, qui l'examina avant nous, et alors que l'affection était à son début, a même observé chez lui le phénomène du pied. Nous n'avons pu retrouver par la suite aucune trace de trépidation spinale.

L'hyperesthésie de la crête épineuse, la douleur à la malaxation des masses musculaires étaient fort modérées.

Le *diagnostic* des manifestations médullaires du rhumatisme est basé sur le caractère même de ces désordres, sur leur mobilité, sur leur soudaineté d'apparition et de départ, et en même temps sur la coïncidence ou l'alternance des symptômes habituels du rhumatisme aigu ; febris pallida, sueurs, arthropathies douloureuses et mobiles, endo-péricardite, etc.

« Qu'il atteigne le nerf ou le névraxe, dit M. Landouzy, qu'il s'attaque aux articulations ou aux séreuses, le rhumatisme garde ses allures alertes et toujours frappe plus fort que profond !

« C'est un feu de paille qui s'allume, et n'étaient les cardiopathies, s'éteint sans trop laisser de ruines.

« Cette empreinte rhumatismale se retrouve dans les paralysies liées à la diathèse, et c'est à la faveur de cette empreinte, à la faveur de la brusquerie habituelle aux paralysies rhumatismales, à la faveur de la soudaineté de leur disparition, à la faveur enfin de leur alternance avec des manifestations articulaires, que se pourraient faire leur diagnostic et leur pronostic.

« Rapidité d'apparition, soudaineté de départ, facilité de transfert et d'alternances, d'augmentation et de diminution : tous les caractères essentiellement rhumatismaux permettent de penser que ces paralysies initiales ou concomitantes du rhumatisme sont justiciables peut-être d'une imprégnation exercée directement par le rhumatisme sur les cordons nerveux, peut-être d'une action fluxionnaire exercée sur la moelle ou sur ses enveloppes, cette action arrivant à celle-ci soit d'emblée, soit de seconde main, par l'intermédiaire de l'influence vaso-motrice que la moelle exerce sur ses méninges...

« Cette manière d'évoluer des paralysies du rhumatisme est, avons-nous dit, rare : brusques dans leur apparition, courtes dans leur durée, ne survivant pas d'ordinaire aux lésions fluxionnaires qui semblent les avoir produites, elles sont rhumatismales dans toute la force du terme, c'est-à-dire mobiles. »

Nous avons déjà dit qu'il faut se garder avec soin de confondre le rhumatisme spinal avec les méningites septiques liées aux pseudo-rhumatismes infectieux, et avec les myélites aiguës accompagnées de troubles trophiques articulaires.

On saura également se méfier des fausses paralysies précoces dues à la douleur, ou tardives et subordonnées à l'atrophie musculaire.

La forme légère sera souvent difficile à distinguer du rhumatisme des vertèbres. Besnier recommande en outre de se tenir en garde contre certaines formes d'irritation spinale souvent éphémères et bénignes, succédant parfois à des excès fonctionnels (marche, abus vénériens, etc.) et dans lesquels le malade attire surtout l'attention sur les douleurs articulaires. « Les points douloureux de l'épine, ajoute l'auteur, l'absence des vrais caractères du rhumatisme, le peu d'intensité de la douleur provoquée aux jointures, permettent en général de démêler la nature réelle de la maladie. »

Nous terminerons cette courte étude clinique en reproduisant l'observation classique de Trousseau qui montre bien l'alternance des manifestations spinales avec d'autres accidents de même nature rhumatismale.

Observation V

Trousseau. *Clin. Hôtel-Dieu*, t. II, 6e éd., p. 826.

Cette femme nommée Séraphine, est arrivée à l'âge critique ; elle n'a plus ses règles depuis quelque temps.

Il y a trois ans, elle a été atteinte d'une arthrite rhumatismale du poignet gauche, arthrite aiguë avec gonflement notable et rougeur de la peau. Tout à coup elle a éprouvé de la pesanteur de tête avec sentiment de vertige, puis ses membres se sont paralysés de façon qu'il lui a été impossible de continuer son service. La douleur de la tête et de la nuque diminua, et en même temps les membres supérieurs recouvrèrent leurs mouvements, mais les inférieurs restèrent considérablement affaiblis pendant que la malade ressentait d'une manière permanente une vive douleur vers la partie inférieure de la colonne vertébrale. Le traitement a surtout consisté dans l'administration de la vératrine, puis de l'essence de térébenthine.

La maladie fut longtemps rebelle à la médication ; plusieurs fois cette femme essaya vainement ses forces ; ce ne fut qu'au bout de quinze mois qu'elle put reprendre son travail. Depuis ce temps, elle s'est assez bien portée tout en gardant toujours un peu de faiblesse dans les jambes, et en éprouvant parfois quelques maux de tête et de l'engourdissement dans les membres.

C'est dans le courant de l'été 1859 qu'elle a eu les articulations des doigts douloureuses et gonflées. En même temps le pied droit présentait un gonflement qui a persisté jusqu'au moment où parurent de nouveaux accidents.

Dans la nuit du 11 janvier 1860, elle fut prise d'une violente céphalalgie et de douleurs dans l'épaule droite ; le mal de tête s'apaisa, mais il fut remplacé par de vives douleurs à la partie inférieure du rachis avec engourdissement des jambes, le gonflement du pied n'existait plus.

Huit jours après, les mêmes symptômes se manifestèrent. La malade accusa des douleurs de tête très intenses avec obscurcissement de la vue, pendant que les bras, surtout le droit, étaient paralysés et engourdis, puis les douleurs se fixèrent dans le dos, et les membres inférieurs principalement restèrent paralysés.

Du 20 au 31 janvier, on a fait trois applications successives de ventouses scarifiées le long de la colonne vertébrale, et l'on prescrit des capsules de térébenthine. La maladie est notablement amendée par ce traitement ; les douleurs de tête reviennent quelquefois, mais elles n'ont plus ce caractère d'intensité qu'elles avaient au début ; les douleurs du dos sont également moins fortes, mais les jambes restent très faibles.

7 février. L'amélioration dans les accidents survenus du côté des jambes coïncide avec la diminution de la douleur du dos ; les douleurs des mains s'exaspèrent quand la nuque et la tête sont douloureuses.

Le 8. Les jambes sont moins engourdies et plus fortes, les bras demeurent engourdis, principalement le droit : nous prescrivons huit capsules de térébenthine.

Le 10. Les forces reviennent : il y a moins d'engourdissement dans les membres.

Le 16. La malade va de mieux en mieux et elle peut tricoter. On continue la térébenthine.

Le 23. Elle n'éprouve plus rien du côté de la colonne vertébrale, mais on constate quelques légères douleurs articulaires.

1er mars. Cette fille peut reprendre son service.

Le 8, à midi, elle est prise d'un violent frisson ; mais après avoir éprouvé quelques douleurs dans les bras, elle est accablée d'une céphalalgie très intense, accompagnée de battements fatigants dans l'intérieur du crâne, et en même temps elle ressent quelques douleurs le long de la colonne vertébrale.

Le 9. La céphalalgie diminue, mais les douleurs du rachis sont devenues plus vives. Nous ordonnons deux pilules de vératrine de 0 gr. 01 chacune.

Les jours suivants, la malade est toujours faible. Nous continuons la vératrine.

Le 29. La jambe droite est toujours faible, et les douleurs surviennent, pour la première fois, dans le coude gauche. Nous insistons sur les pilules de vératrine.

Le 30. La douleur du coude est moins forte.

1er avril. Le pied droit est enflé, le gauche l'est quelquefois mais plus rarement. La malade prend toujours deux pilules de vératrine.

Le 16. Les règles sont arrivées, il y a quelques jours, depuis ce temps la malade n'a plus les pieds enflés et se trouve assez forte pour continuer régulièrement son service.

CHAPITRE III

ANATOMIE PATHOLOGIQUE ET PATHOGÉNIE

Les autopsies sont rares où l'on a pu examiner la moelle après un rhumatisme aigu vrai avec complication spinale.

Lorain et Tixier, Rendu, Leudet décrivent des méninges rhumatismales suppurées. Dans un cas de Vulpian, il y avait une pachy-méningite spinale ; dans une observation d'Hutchinson on trouva même une tumeur intra-rachidienne, ce qui n'empêche pas l'étiquette de rhumatisme d'avoir été appliquée à ces différents faits. Il est certain qu'avec la conception moderne du rhumatisme, toutes ces observations doivent être revisées et rejetées hors du cadre de la fièvre rhumatismale.

Dans les quelques autopsies qui se rapportent au rhumatisme spinal vrai, les lésions ont presque toujours paru prédominer au niveau du segment lombaire de la moelle. Mora, dans sa thèse, donne des raisons assez originales de la fréquence relative de cette localisation. Le liquide sous-arachnoïdien étant plus abondant que partout ailleurs, immédiatement au-dessous du renflement lombaire, à cause de l'exiguïté de la queue de cheval, lorsque la fluxion rhumatismale se porte sur la moelle, le liquide augmente encore de quantité, d'où une compression de la région lombaire de la moelle. C'est une simple hypothèse, comme celle qui lui fait attribuer la rareté des manifestations médullaires du rhumatisme, en opposition avec la fréquence des déterminations cérébrales, par la différence de l'irrigation artérielle dans l'une et l'autre partie du névraxe.

Quoiqu'il en soit, si l'on analyse les quelques protocoles nécroscopiques de rhumatisme spinal, voici en résumé ce qui a été observé.

Les canaux veineux rachidiens sont en général gorgés d'un sang noir. Les membranes qui enveloppent la moelle sont quelquefois lisses, non dépolies, non congestionnées. Plus souvent elles sont injectées. L'arachnoïde est sèche et rugueuse. La pie-mère est épaissie, fortement vascularisée. Elle présente çà et là, notamment au niveau de la région lombaire, des plaques rouge vermillon, et la congestion en ces points peut aller jusqu'à la suffusion sanguine. Ces plaques rouge vif se montraient chez le sujet dont nous avons rapporté l'observation clinique et anatomique. Dans le fait de Leonardi, qui a trait à un vrai rhumatisme aigu à manifestations extrêmement multiples, comme dans notre fait personnel, il existait une véritable ecchymose méningée.

Il faut se tenir en garde contre l'illusion que peuvent produire les suggillations dues au décubitus prolongé du cadavre.

Dans un certain nombre de cas, on a noté une augmentation assez considérable du liquide arachnoïdien. Quelques-uns des faits d'*hydrorachis aigu* des anciens auteurs rentrent peut-être dans cette catégorie. Joseph Frank leur appliquait la dénomination d'*hydrorachis rheumatica.*

De même que les enveloppes de la moelle peuvent sembler intactes, de même le parenchyme spinal lui-même peut paraître absolument sain. La fluxion rhumatismale qui se traduisait sans doute par une congestion au moment où les symptômes spinaux ont apparu, n'a laissé aucune trace ; l'hyperhémie a disparu.

Mais quand la congestion méningo-myélique a duré un certain temps, il est rare qu'on n'en retrouve pas des vestiges. La pie-mère injectée adhère alors à la substance médullaire qui est plus ferme, et comme légèrement tuméfiée. La substance grise centrale est rosée ; les cordons blancs présentent un piqueté analogue au sablé cérébral.

En général, les désordres anatomiques ne vont pas au delà. Mais il ne faut pas oublier que si le processus anatomique ordinaire du rhumatisme est la congestion, cette maladie peut également produire l'inflammation. Il ne faut donc pas rejeter les observations où, à l'hyperhémie méningée se joint le ramollissement inflammatoire de la moelle. Dans l'observation de Leonardi, un foyer de ramollissement très net se voyait à la région lombaire. Dans le fait que rapporte le professeur Jaccoud dans son livre sur les paraplégies et l'ataxie du mouvement, le ramollissement s'étendait depuis la septième cervicale jusqu'à la sixième dorsale. L'examen histologique montrait dans ce cas un grand nombre de corps granuleux, la myéline des tubes nerveux, émulsionnée, les cylindres d'axe disparus. Les cellules nerveuses des cornes étaient peu atteintes.

Dans notre observation, les lésions histologiques se réduisaient à peu près à ce qu'Ollivier et Ranvier ont constaté et décrit dans le rhumatisme cérébral. Les vaisseaux étaient dilatés ; leurs gaines contenaient quelques globules blancs extravasés et quelques amas d'hématies. Encore, ces altérations quoique positives n'étaient-elles pas extrêmement prononcées.

Les mêmes théories qui ont été échafaudées pour expliquer la genèse de l'encéphalopathie rhumatismale peuvent être mises en avant pour expliquer les accidents spinaux de la même maladie.

On peut faire bon marché d'un certain nombre d'entre elles. Et d'abord, l'hypothèse d'une métastase provoquée par une médication perturbatrice peut d'emblée être rejetée, puisqu'on voit la paraplégie inaugurer la série des phénomènes cliniques dans le plus grand nombre des faits, et apparaître bien avant que le salicylate de soude ou tel autre médicament ait été administré.

L'influence des affections cardiaques et des lésions rénales ne peut non plus être démontrée. Dans l'observation de Chéron, nous voyons la paraplégie incomplète et transitoire coïncider avec la néphrite rhumatismale. En revanche, dans notre fait personnel, où la paraplégie fut complète et permanente, l'albuminurie fit constamment défaut, et l'autopsie révéla l'intégrité des reins.

Quant aux affections du cœur, elles ne pourraient guère agir que par le procédé de l'embolie, puisque le muscle cardiaque est encore suffisant. Or, les congestions méningo-médullaires constatées aux autopsies n'ont rien à voir avec des lésions emboliques.

Beaucoup d'auteurs établissent une adéquation entre le rhumatisme cérébral et l'hyperthermie. Sans doute, l'élévation anormale de la courbe thermique accompagne fréquemment ou précède les désordres cérébraux. Mais cette combinaison symptomatique est purement contingente, et l'on ne compte plus les cas de rhumatisme cérébral ayant évolué sans hyperthermie.

Nous ne voyons guère l'hyperthermie signalée au cours des observations de rhumatisme spinal. Chez notre malade en particulier, la température ne fut jamais excessive et ne dépassa pas communément le chiffre de 38°,5.

Force nous est donc de conclure que les manifestations médullaires du rhumatisme articulaire aigu sont uniquement dues, comme la plupart des localisations viscérales des maladies générales, à l'action directe du principe morbifique (poison ou micro-organisme) sur l'appareil spinal.

Pour ce qui est des raisons qui commandent cette détermination anormale, elles nous échappent complètement. Aussi bien, nous ne connaissons pas davantage — dans l'immense majorité des cas — les conditions organiques qui infériorisent tel ou tel viscère vis-à-vis de l'agent parasitaire ou toxique des autres maladies générales, et en font un lieu de moindre résistance. Comme causes prédisposantes au rhumatisme cérébral, on a invoqué les fatigues intellectuelles, l'état névropathique, l'alcoolisme, etc. Il est possible que des conditions préalables analogues favorisent la localisation du poison rhumatismal sur les centres médullaires. Le surmenage musculaire ou vénérien par exemple pourrait être hypothétiquement incriminé comme notion prédisposante. Les observations ne nous apprennent encore rien de positif à cet égard.

CONCLUSIONS

I. — Le nom de *rhumatisme spinal* doit être réservé aux troubles médullaires survenant dans le cours de la fièvre rhumatismale, ou rhumatisme articulaire aigu franc.

II. — A côté des deux formes bénigne et moyenne, il y a place pour une forme grave, avec paraplégie complète et formation d'eschares, se terminant par la mort.

III. — L'examen nécroscopique n'a révélé dans notre cas que des lésions d'hyperhémie analogues aux altérations précédemment étudiées dans le rhumatisme cérébral. La myélite inflammatoire a été constatée par d'autres auteurs.

IV. — Ces symptômes et ces lésions médullaires doivent sans doute être attribués à l'action directe du poison rhumatismal sur les centres nerveux.

INDEX BIBLIOGRAPHIQUE

Aran. — Du rhumatisme à forme insolite. *Gaz. Hôp* , 1861.
Arnozan. — Méningite suppurée, etc. *Bull. Soc. anat.*, 1879.
B. Ball. — *Du rhumatisme viscéral*. Th. agr., 1866.
Besnier. — Art. Rhumatisme du *Dict. encycl. des sc. méd.*
Beziel. — *De l'atrophie consécutive au rhumatisme articulaire aigu*. Th., Paris, 1864.
Bouillaud. — *Traité clinique du rhumatisme articulaire aigu*, Paris, 1840.
Durand. — Thèse de Paris, 1873.
Ch. Fernet. — *Du rhumatisme aigu*. Th., Paris, 1865.
Grasset. — *Traité des maladies du système nerveux.*
Grisolle. — *Pathologie interne.*
Hallez. — Thèse de Paris, 1870.
Hautraye. — Thèse de Paris, 1865.
Homolle. — Art. Rhumatisme du *Nouveau Dict. de méd. et de chir. pratiques.*
Hutchinson. — *The Lancet*, 1839.
Jaccoud. — *Les paraplégies et l'ataxie du mouvement*. Paris, 1864.
Jasseron. — Thèse de Paris, 1862.
Knoevagel. — *Berliner Klinische Wochenschrift*, 5 juillet 1880.
Lafargue. — Paraplégie rhumatismale. *Revue médicale de Toulouse*, nov. 1877.
Landouzy. — *Paralysies dans les maladies aiguës*. Th. agrégation, Paris, 1880.
Lasègue. — *Études médicales.*
Leyden. — *Traité clinique des maladies de la moelle épinière* (traduction Richard et Viry). Paris, 1879.
Léonardi. — Thèse de Paris, 1868.
Lorain et **Racle**. — Méningite rhumatismale, in *Guide de Valleix*, 1860.

Mora. — *Localisations spinales du rhumatisme*. Th. de Paris, 1876.

Ollivier (d'Angers). — *Traité des maladies de la moelle épinière*, 1837.

Ollivier et **Ranvier**. — Contribution à l'étude des lésions histologiques que l'on a rencontrées dans l'arthropathie et l'encéphalopathie rhumatismale. *Mém. Soc. biol.*, 1865.

Picot. — Thèse de Paris, 1872.

M. Raynaud. — *Académie de médecine*, 1880.

Rendu. — *Bull. Soc. méd. des hôp.*, 2e série, t. XV.

Roussel. — Thèse de Paris, 1863.

Trousseau. — *Clinique médicale de l'Hôtel-Dieu de Paris*.

Vallin. — Rhumatisme spinal. *Bull. Soc. méd. des hôp.*, t. XV, 1878.

Vecchietti. — *Rivista clinica di Bologna*, mars 1874.

TABLE DES MATIÈRES

IMPRIMERIE LEMALE ET Cie, HAVRE

www.ingramcontent.com/pod-product-compliance
Lightning Source LLC
LaVergne TN
LVHW012014160826
845678LV00002B/825

* 9 7 8 2 3 2 9 6 6 6 5 3 2 *